# DISSERTATION

SUR

# LE TYPHUS

## DES ARMÉES,

QUI A RÉGNÉ EN 1813-1814, DANS LE DÉPARTEMENT DE LA MEUSE,

PRÉSENTÉE ET SOUTENUE

**A LA FACULTÉ DE MÉDECINE DE STRASBOURG,**

*Le vendredi 14 août 1835, à 3 heures de l'après-midi.*

POUR OBTENIR LE TITRE DE DOCTEUR EN MÉDECINE,

PAR

**JEAN CHEVALIER,**

DE BAR-LE-DUC (DÉPARTEMENT DE LA MEUSE),

MÉDECIN DU BUREAU DE CHARITÉ ET DES PRISONS DE BAR-LE-DUC, CHIRURGIEN DE L'HOSPICE DÉPARTEMENTAL DE FAINS.

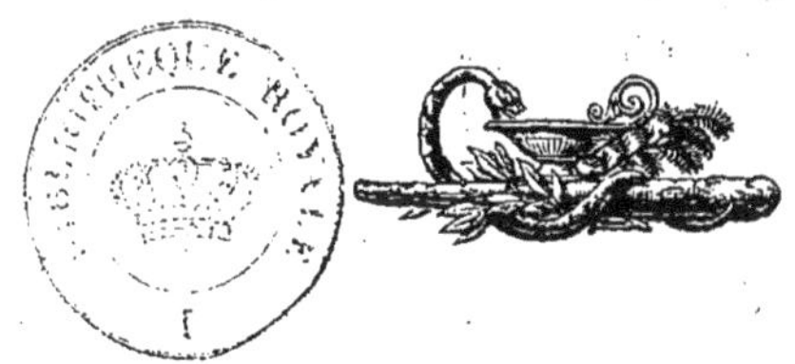

**STRASBOURG,**

IMPRIMERIE DE G. SILBERMANN, PLACE SAINT-THOMAS, N° 3.

**1835.**

## FACULTÉ DE MÉDECINE DE STRASBOURG.

| | | |
|---|---|---|
| Président, | M. COZE. | Professeurs. |
| Examinateurs, MM. | FÉE, | Professeurs. |
| | GOUPIL, | Professeurs. |
| | MASUYER, | Professeurs. |
| | CAILLIOT, A. | Agrégés en exercice. |
| | DUVERNOY, | Agrégés en exercice. |
| | BÉGIN, | Professeurs. |
| | CAILLIOT, | Professeurs. |
| | EHRMANN, | Professeurs. |
| | MEUNIER, | Professeurs. |
| | STOLTZ, | Professeurs. |
| | TOURDES, | Professeurs. |
| | ARONSSOHN, | Agrégés en exercice. |
| | CAILLIOT, E. | Agrégés en exercice. |
| | KAYSER, | Agrégés en exercice. |
| | LAUTH, | Agrégés en exercice. |
| | MALLE, | Agrégés en exercice. |
| | SCOUTETTEN, | Agrégés en exercice. |
| | STŒBER, | Agrégés en exercice. |

*La Faculté a arrêté que les opinions émises dans les dissertations qui lui sont présentées, doivent être considérées comme propres à leurs auteurs, et qu'elle n'entend ni les approuver ni les improuver.*

# DISSERTATION

SUR

# LE TYPHUS DES ARMÉES,

QUI A RÉGNÉ EN 1813 — 1814,

## DANS LE DÉPARTEMENT DE LA MEUSE.

## CONSIDÉRATIONS GÉNÉRALES.

En choisissant le typhus pour sujet de cette dissertation, je n'ai pas la prétention de croire que je pourrai jeter un nouveau degré de lumière sur cette redoutable maladie, qui a été décrite par les plus célèbres médecins. Tracer sommairement ce que j'ai observé, tel est le but que je me propose; connaissant ce précepte d'Horace (*de Arte pœtica*): *Sumite materiam, qui scribitis, æquam viribus,*... je réclame l'indulgence de mes juges pour la faible esquisse que je mets sous leurs yeux.

En 1813 et 1814, j'ai été employé dans un hôpital militaire établi à Fains, près de Bar-le-Duc. Sept à huit cents malades, échappés aux désastres de Leipzig, y furent reçus. Là, le typhus s'est présenté sous toutes les formes, et avec d'autant plus de violence, que l'encombrement était à son comble, et que toutes les ressources manquaient à la fois. Les hommes de l'art, les sœurs hospitalières, les infirmiers, etc., ont été presqu'en même temps frappés de ce fléau, qui se répandit avec rapidité dans les villes et dans les campagnes voisines. J'ai dû croire que je courrais moins le risque de m'égarer en traitant une question de médecine pratique, et en rendant compte de ce que j'avais vu.

Étranger à tout système, j'ai dû rechercher la vérité dans la nature même : aussi je me bornerai à décrire ce que j'y ai puisé, en évitant, autant que possible, toute citation scientifique, et en écartant ce qui me semble hypothétique ou superflu, pour m'attacher à l'exposition des faits.

On ne trouvera peut-être pas ici une description applicable à toutes les épidémies, car je pense que le typhus, à part les symptômes principaux et caractéristiques que l'on remarque dans tous les cas, peut présenter des anomalies ou des modifications sensibles, selon les régions, et dans certains pays; la saison, l'âge, le sexe, la constitution individuelle, ne pourraient-ils pas aussi y avoir beaucoup d'influence? Je crois que cette remarque est très-importante, et c'est peut-être pour ne pas y avoir réfléchi, qu'est venue la dissidence d'opinions sur l'histoire et le traitement de cette maladie.

De nos jours, une nouvelle doctrine médicale a divisé les médecins en France : ils se sont partagés entre les anciennes et les nouvelles idées. Les uns ont conservé intacte la doctrine antique, les autres ont adopté avec enthousiasme le système physiologique; d'autres, enfin, ont puisé dans chaque opinion ce qui leur a paru le plus conforme à la vérité. Au milieu des discussions, causées par cette controverse, la médecine, surtout relativement aux fièvres, est restée dans un état d'incertitude qui ne peut être que pernicieux à l'humanité. Ma faible expérience ne me permet point de chercher à éclaircir une question qui a été discutée par de grands talens; je me bornerai à dire à ce sujet, qu'avec nos moyens d'investigation, je pense qu'on ne peut avoir une idée juste et précise de la fièvre, et que malgré la multiplicité d'écrits polémiques qui ont paru sur ce point important de l'art, la question sur l'histoire, l'essentialité et le caractère symptomatique des fièvres est bien loin encore d'être irrévocablement décidée; et je puis avancer, sans crainte d'être démenti par l'expérience, qu'à chaque pas dans la pratique, on rencontre des circonstances qui prouvent évidemment que si souvent, dans le cours des maladies, la fièvre n'est que secondaire, il arrive souvent aussi que les symptômes généraux prédominent tellement sur l'affection locale, si elle existe, qu'ils doivent seuls fixer toute l'attention, relativement au caractère que prend la maladie et au traitement qu'elle réclame.

Nous sommes déjà loin du temps où dominait l'opinion presque unanime, que la doctrine physiologique avait invariablement fixé la connaissance des maladies; j'apprécie les services importans que M. Broussais a rendus à la médecine; mais je pense que de long-temps celle-ci ne sera arrivée à l'évidence, à l'unité parfaite; et le moment n'est pas encore venu où l'on pourra établir une théorie médicale entièrement en rapport avec la clinique. Peut-on atteindre ce but, en ramenant toutes les maladies à un seul principe, en leur opposant un seul et même traitement, en les faisant dériver toutes de l'excès du sang? Dans leur production, ne doit-on plus avoir égard aux divers autres agens pathogéniques signalés par les plus grands observateurs, et ne plus faire attention à l'influence nerveuse dont les modifications, variées à l'infini, sont bien souvent capables de mettre en défaut la sagacité du praticien le plus expérimenté? Les diathèses acquises ou innées doivent-elles être considérées aussi comme purement chimériques?

Dans la carrière de l'art, des théories nouvelles, des découvertes de la plus haute importance se sont succédées, comme devant donner à la science une impulsion immense; et cependant, aujourd'hui comme autrefois, on est obligé d'avouer la vérité de l'adage du père de la médecine : *Experientia fallax*. « Lorsqu'une doctrine « médicale paraît basée sur l'observation des faits, corroborée par

« les raisonnemens, elle renverse l'opinion dominante, grandit et « domine à son tour ; la génération médicale présente s'en empare ; « les médecins les plus âgés finissent par y céder, les idées et la pra« tique de tous en sont modifiées. Dix ans s'écoulent, cette doctrine « a débordé de toutes parts ; mais en s'étendant elle s'est modifiée ; « on a reconnu les endroits faibles, on les a attaqués, morcelés de « tous côtés ; elle tombe pour faire place à un nouveau système qui « prend crédit, s'étend ; puis, anéanti à son tour, fait place à d'autres « conceptions. » (*Nouv. Bibliot. médic.*, fév. 1829.)

Que l'on consulte l'histoire de la médecine, et l'on verra quel a été le sort des systèmes spécieux qui ont paru de temps à autre, sans avoir l'observation pour guide ; ils ont disparu comme un météore dont la lumière éblouissante et passagère est suivie d'une profonde obscurité. Depuis les temps reculés où la médecine n'était qu'un grossier empirisme, relégué dans les sanctuaires et dans les carrefours de l'Orient, ne l'a-t-on pas vu défigurée par les rêveries de l'astrologie et les pratiques cabalistiques, par l'alchimie et la magie, et par la théosophie avec ses principes superstitieux et mystiques, mélanges d'autant plus absurdes qu'ils ont été la source d'une foule d'erreurs ? Combien n'a-t-on pas remarqué de vicissitudes dans l'art de guérir, sous les dogmatistes, les empiriques, les méthodistes, jusqu'au siècle où parurent les diverses modifications de l'animisme de STAHL, et celles qu'a subies le système de BROWN ? Et de nos jours, n'avons-nous pas vu briller d'une vive lumière le vitalisme de BARTHEZ, la doctrine médico-philosophique de PINEL, et pâlir l'éclat du système physiologique ? Aujourd'hui, les solidistes, les humoristes et les mixtes se partagent le domaine de l'art, et se disputent la primauté, que revendique à juste titre l'éclectisme bien raisonné.

Un résumé des travaux des hommes qui ont acquis de la célébrité dans la marche des siècles, depuis HIPPOCRATE jusqu'à SYDENHAM, son digne continuateur, prouverait combien est peu considérable le nombre de ceux qui ont dirigé la médecine vers son perfectionnement. Quelle multitude d'écrits, qui, au lieu de l'enrichir, n'ont fait que l'appauvrir par une stérile profusion !

Ce n'est que dans la médecine clinique ou d'observation, celle d'HIPPOCRATE, que l'on trouve un port assuré contre les erreurs ; là s'évanouissent toutes les subtilités, pour être remplacées par la vérité et l'expérience. Mais cette méthode certaine d'envisager la science exige l'abjuration de l'esprit de secte, du goût des hypothèses et de la soumission servile à l'autorité des hommes.

### *Définition, histoire, division du typhus.*

Le mot *typhus*, tiré du grec, signifie stupeur, assoupissement. Le nom que les anciens ont donné à cette maladie dérive donc d'un de ses symptômes les plus apparens. Je m'abstiendrai d'en donner une définition qui n'en présenterait qu'une idée fausse ou imparfaite; je dirai seulement que les modernes nomment ainsi une maladie causée par infection miasmatique, qui se déclare au sein de grands rassemblemens d'hommes où règnent les passions tristes, la misère, la malpropreté; où il y a manque de vêtemens convenables, d'alimens sains, d'un air salubre, et encombrement dans des espaces trop étroits.

Suivant les circonstances où le typhus se développe, il a été désigné sous le nom de fièvre des camps, des hôpitaux ou nosocomiale, des navires, des prisons, des villes assiégées ; et il a été confondu, par la plupart des anciens et des modernes, avec les fièvres nerveuses, malignes, pétéchiales, putrides, pestilentielles : les partisans de la médecine physiologique le regardent comme une gastro-entérite. Plus loin, j'essaierai de démontrer en quoi il me paraît différer de ces diverses maladies.

Le typhus est connu depuis très-long-temps; il paraît que les

Grecs en ont traité sous le nom de fièvre pestilentielle; ils l'appelaient sans doute ainsi, non parce qu'elle est la même que la peste, mais parce que la manière dont elle se propage établit entre elles une grande analogie. Selon MM. FOURNIER et VAIDY (*Dictionnaire des sciences médicales*), les fièvres pestilentielles des Grecs et des Romains n'étaient autre chose que le typhus; car, comme ils le disent avec justesse, si la maladie eût été véritablement la peste, telle que nous la remarquons de nos jours, les historiens qui en ont parlé n'auraient pas manqué de rapporter qu'elle se serait répandue dans les pays avec lesquels les peuples que je viens de citer avaient des relations politiques et commerciales; ils auraient sans doute parlé de bubons, phénomènes constans de la véritable peste, et dont ils ne font nulle mention. C'est ainsi que CELSE, dans le premier livre, chapitre X, et dans le troisième livre, chapitre VII, *de Medicina*, désigne par *pestilentia* et *febres pestilentiales* des fièvres qui ont paru avec des caractères alarmans, quoique bien différentes de la vraie peste. HIPPOCRATE décrit plusieurs maladies sous le nom de typhus; mais par là il ne paraît pas désigner celle que nous appelons ainsi. Cependant si on s'en rapporte à SAUVAGES, les premier et troisième typhus dont parle le père de la médecine sont les mêmes que celui des auteurs. Plusieurs ont cru en trouver des traces dans ses différens ouvrages: entre autres *de Morb. popul.*, lib. II. et III. PIQUER croit que la troisième constitution décrite dans le troisième livre des épidémies, n'est pas, comme quelques-uns le pensent, la peste qui a eu lieu à Athènes pendant la guerre du Péloponèse, et dont THUCYDIDE a donné une relation si exacte, mais seulement les fièvres pestilentielles et malignes qu'on observa dans ce temps. Si on consulte GALIEN, on ne trouve rien dans ses ouvrages qui indique positivement que notre typhus soit le même que celui dont il parle (*Comment. in Maphor.*, 42, lib. VII); mais, suivant PRINGLE, il en fait mention dans le premier livre *de Feb. differ.*, où il le range au nombre des fièvres pestilentielles. Après GALIEN, ÆTIUS, médecin grec, et les Arabes, eurent la même opinion, et dans les œuvres d'Ætius, on trouve un passage d'Hérodote, autre médecin grec, qui vivait dans le troisième siècle de l'Église, et par lequel on voit que les fièvres de mauvais caractère, appelées pestilentielles, étaient déjà connues et bien signalées.

Je pourrais rapporter plusieurs autres citations, pour prouver que le typhus a été connu des auteurs les plus anciens; mais les bornes que je me suis proposées m'empêchent de m'étendre davantage. Je crois que ces recherches ne sont pas nécessaires pour faire connaître que cette maladie a dû être observée de tous temps, puisque les causes qui la produisent ont toujours existé. Il est facile de concevoir qu'elle a dû être fréquente dans les pays marécageux, malsains, dans les villes assiégées, dans les camps, les armées, les vaisseaux, pendant et à la suite de ces guerres si désastreuses citées par les historiens, et qui souvent ont été moins meurtrières par le fer que par les maladies qu'elles ont causées. J'observerai à ce sujet que les noms par lesquels les anciens désignaient les maladies étaient bien différens de ceux que les modernes leur ont donnés. En effet, comme le remarque Stoll: «Pour lire avec fruit les anciens auteurs, il faut connaître leur manière de rendre les idées, les opinions, et les expressions adoptées dans les différens temps; autrement, on tombe dans de graves erreurs. Très-souvent nous employons les mêmes mots qu'eux, mais pour exprimer des idées tout-à-fait différentes.» (*Médec. prat.*, tom. Ier, page 142.)

D'ailleurs, pour attester l'ancienneté du typhus, il ne faut pas seulement recourir aux plus anciens ouvrages de médecine; on en trouve aussi des traces dans quelques historiens qui ont écrit dans des temps très-reculés. Pringle et Stoll citent Tite-Live (liv. XXV, ch. XXIX), qui parle d'une maladie contagieuse qui fut très-funeste aux Carthaginois et aux Romains, surtout aux premiers, lors du siége de Syracuse. Cet auteur (liv. V, ch. XL) dit aussi qu'une semblable contagion porta la désolation parmi les Gaulois, tandis que le Capitole qu'ils assiégeaient en fut préservé. Jules César (*de Bello civ.*, lib. XI, §. 22) fait mention d'une affection pestilentielle dont ses soldats furent atteints pour avoir mangé du grain de mauvaise qualité.

Quoique les auteurs anciens aient parlé du typhus, ce n'est que depuis le quinzième siècle qu'il a été décrit comme maladie d'armée, et sous différentes dénominations. Fracastor (*de Morbis contagiosis*) l'a observé en 1505 et en 1528. Sa relation est regardée par Pringle comme la première et la plus complète qui avait paru jusqu'alors; il était accompagné de pétéchies. J'observerai à cette occasion que c'est Fracastor, qui, le premier, a signalé ce symptôme des fièvres graves.

Parmi les fièvres contagieuses, il n'en est point qui ait causé plus de désastres que celle que l'on a appelé *maladie de Hongrie* (*Morbus hungaricus*), et dont on a parlé si long-temps. Elle parut pour la première fois en 1566, et elle parcourut avec une rapidité effrayante l'Allemagne, la Hongrie, la Bohème, la Belgique, l'Italie, la Bourgogne. Il y a près de deux siècles et demi qu'elle a été décrite avec autant de méthode que de clareté par Schenckius (*Obs.*, liv. VI). La manière simple et précise avec laquelle tous les symptômes sont exposés permet de reconnaître que cette terrible maladie n'était que le typhus ordinaire.

Sennert (*de Morbo hungarico*) en a aussi donné une très-bonne description.

L'histoire offre un grand nombre de fièvres contagieuses, de mauvais caractère, qui ont régné pendant les guerres et les siéges de longue durée. La plupart de ces maladies, suivant Hildenbrand, ont été décrites sous le nom de peste, quoique n'étant qu'une véritable fièvre des camps.

Je me contenterai de citer celle qui, en 1552, a ravagé l'armée de Charles-Quint, au siége de Metz; celle de Leyde, de Danemarck, de Misnie, dans le seizieme siècle; celle de Rochefort en 1694, et qui, selon Chirac, tenait aux marais qui infectaient cette ville; celle de

Berg-op-Zoom en 1747, qui enleva plus de vingt mille hommes aux Français. Mais c'est surtout de nos jours, que le typhus a sévi avec violence, dans les différens pays qui ont été le théâtre de guerres continuelles pendant vingt-cinq ans, tels que l'Italie, la Prusse, l'Autriche, la Pologne, la Russie, l'Espagne, les bords du Rhin et la France en 1813 et 1814.

Avant 1813, il avait paru dans plusieurs de nos départemens; je citerai celui de Nice en 1800, qui eut pour cause la retraite de notre armée d'Italie, et qui, au rapport de Trousset, se répandit dans les hautes et basses Alpes, et fit beaucoup de progrès à Cannes, Fréjus, Marseille, Aix, Grenoble, etc. En 1806, il a paru avec beaucoup de violence à Sémur et à Autun. Une maladie semblable a régné à Toulouse en 1808 et 1809; elle y fut apportée par les malades qui venaient d'Espagne. On l'a aussi remarquée à Lyon en 1811 et à Dijon en 1812. En 1830, elle s'est manifestée au bagne de Toulon, sur un bâtiment trop petit pour le nombre de forçats, etc.

Les auteurs, avant Hildenbrand, n'avaient pas considéré le typhus sous son véritable point de vue; il devenait important de démontrer clairement qu'il a ses caractères essentiels, et qu'il ne peut être confondu avec les autres fièvres graves. C'est au professeur de Vienne, qui en a donné une excellente monographie, que la science est redevable de cet avantage, et la vérité de sa doctrine sur ce point ne peut être contestée par les vrais observateurs.

Les modernes distinguent deux espèces de typhus, le *pétéchial*, et l'*ictérodes* ou *occidental*. Le premier, ainsi nommé, parce qu'il est souvent accompagné de pétéchies, comprend la fièvre des camps, des hôpitaux, des vaisseaux, des prisons; c'est celui qui fait le sujet de cette dissertation. L'ictérodes, ainsi désigné par Cullen (*Nosol. méthod. genus* 5 *spec.* 3), s'étend aux différentes fièvres malignes, contagieuses, qui se remarquent dans les pays chauds. On l'appelle aussi typhus nautique, fièvre jaune, de Siam, de Barbade; elle règne dans l'Afrique, l'Amérique, l'Espagne, etc. Hildenbrand la regarde comme notre véritable typhus avec ictère; encore l'ictère n'est-il pas toujours constant, comme on peut s'en assurer dans l'ouvrage de M. Gilbert. M. Rochoux en admet une troisième variété, qu'il désigne sous le nom de *typhus amaril*, qui, selon lui, diffère du précédent; c'est celui qu'il a observé en 1821 à Barcelonne, et qui a été décrit sous le nom de *fièvre jaune* par MM. Bailly, François, et Pariset.

La *fièvre typhoïde* de MM. Louis et Chomel est-elle de nature identique avec le typhus des camps? On sait, que M. le professeur Chomel désigne sous le nom de maladie ou fièvre typhoïde toutes les fièvres graves continues, qu'il considère comme des variétés d'une même affection. D'après l'opinion de cet auteur, et l'analogie qui existe entre l'affection typhoïde et le typhus des camps, l'identité de ces deux affections serait mise hors de doute; et elles ne différeraient entre elles que, parce que la gravité de la maladie est plus grande dans le typhus, en raison des circonstances plus fâcheuses dans lesquelles il se propage.

M. Bouillaud (*Traité analyt. des fièvres*) considère le typhus proprement dit, la fièvre jaune et la peste, comme trois variétés d'une seule et même maladie, dépendant de l'influence sur l'économie vivante d'un foyer putride, d'origine animale. On trouve la même analogie quant aux symptômes et aux lésions organiques; mais les différences qui existent entre les miasmes propres à chacune de ces maladies sont absolument inconnues.

M. Andral (*Dict. de médec.* en 21 vol.) a la même opinion sur les trois maladies que je viens de nommer, et qu'il regarde comme identiques, quoique décrites par les nosographes comme autant d'états morbides distincts. Cet auteur démontre que leurs causes, leurs symptômes, leur marche, les ouvertures cadavériques, établissent entre elles les rapports les plus frappans, et que la puissance variable des climats, les dispositions locales et individuelles, peuvent expliquer leur diversité d'apparence.

Aujourd'hui, on désigne généralement sous le nom de *typhus*, un groupe d'affections qui comprend le typhus ordinaire ou des armées (celui que je décris), la fièvre jaune et la peste.

Plusieurs auteurs, et surtout Hildenbrand, divisent le typhus en plusieurs périodes; je pense que cette distinction n'est bien exacte pour aucune maladie, et en effet elle ne se rencontre point dans la nature, ou du moins les périodes ne sont jamais assez sensibles, pour qu'on puisse, pour ainsi dire, faire plusieurs maladies d'une seule. Celui de 1813-1814 n'a pas présenté ces différens stades assez distincts pour admettre cette division, qui me semble trop scolastique. Hildenbrand le divise aussi en régulier et en irrégulier. La marche, qui, le plus souvent, est uniforme, et qui peut aussi être troublée par des anomalies remarquables, m'a fait regarder cette distinction comme conforme à ce que j'ai observé.

*Causes générales, cause efficiente ou productive, mode de propagation.*

Les causes du typhus sont distinguées en générales, et en efficiente ou spécifique. On peut admettre au nombre des causes générales les plus fréquentes, les bivouacs ou campemens dans des lieux malsains, humides, marécageux; les réunions d'un grand nombre d'individus, comme dans les villes assiégées, les armées, les camps, les hôpitaux, les prisons, les vaisseaux; la disette, ou l'usage d'alimens de mauvaise qualité, d'eaux corrompues; l'habitation et le voisinage des lieux où se trouvent beaucoup de blessés, de cadavres, de matières animales et végétales en putréfaction; le manque de vêtemens convenables; les grandes chaleurs; les écarts de régime; les fatigues du corps portées à l'extrême; les affections tristes, le découragement, la nostalgie. L'influence de ces causes est connue depuis les temps les plus reculés, car Galien dit (*de Feb. differ.*, lib. I, c. 14) que les fièvres pestilentielles sont le plus fréquemment causées par la grande chaleur et l'état de l'air rendu putride, par le grand nombre de cadavres qu'on laisse sur les champs de bataille, ou par les exhalaisons marécageuses.

Quant à la cause efficiente, essentielle, spécifique, tous les auteurs sont d'accord à ce sujet; il est généralement reconnu aujourd'hui qu'il existe des miasmes délétères qui se dégagent des corps d'hommes malades, et même d'hommes sains, renfermés dans des espaces trop étroits ou de foyers de décomposition putride. Ces émanations animales se volatilisent et se putréfient au sein de l'air, qu'elles infectent, et deviennent ainsi le germe des maladies les plus funestes, chez ceux qui se trouvent placés dans la sphère de leur fatale activité. Les typhus européen, oriental, américain, et autres maladies réputées contagieuses, reconnaissent pour cause efficiente un principe unique, inconnu dans son essence, mais incontestable dans ses effets. Malheureusement nous ne connaissons point les propriétés chimiques et physiques de ce miasme *sui generis*, et différent pour chacune de ces maladies, elles ne peuvent être appréciées par nos sens. Ces principes si délétères sont d'une subtilité telle, qu'ils ont jusqu'à présent échappé à tous nos moyens d'analyse. MM. Thénard, Dupuytren, Julia entre autres, n'ont pu réussir, malgré toutes leurs tentatives, à séparer l'agent dont la présence imprime à l'air des qualités si pernicieuses. L'analyse chimique reconnaît les mêmes élémens dans la composition de l'air le plus infect, et dans celle de l'air le plus pur. Cependant, que l'on consulte les auteurs, et l'on verra que le typhus ne s'est développé que dans les circonstances propres à donner naissance à des émanations miasmatiques, qui empoisonnent l'air ambiant.

Puisque la nature de ces agens ne peut nous être connue, ce qu'il importe le plus au médecin de savoir, c'est que leur absorption peut être plus ou moins active et plus ou moins prompte. Les individus affectés du typhus étant des foyers vivans d'infection, plus ces individus sont nombreux, plus ils exerceront une influence meurtrière sur les personnes saines qui les environnent. Indépendamment des dispositions locales et individuelles, il est aussi une constitution atmosphérique qui favorise extrêmement les contagions en facilitant l'expansion de leurs principes et en leur donnant plus d'activité : c'est la chaleur, surtout unie à l'humidité; et en effet, tous les praticiens qui ont observé des épidémies, ont remarqué qu'elles sévissent avec plus de force, pendant une température humide et chaude. L'air sec et froid, au contraire, est peu favorable au développement et à l'extension des miasmes. Si l'on demande quelles sont les limites que l'on peut assigner à la force d'expansion des agens miasmatiques, il est facile de comprendre que l'on ne peut avoir à ce sujet aucune donnée certaine, parce que plus les foyers se multiplient, plus la sphère de contagion doit s'agrandir.

L'action de la cause génératrice du typhus est quelquefois tellement meurtrière, qu'elle tue en même temps qu'elle affecte certains individus, comme le plus subtil poison. Entre autres exemples, on peut en juger par ce qui arriva aux assises d'Oxford, en 1577, où des criminels étaient affectés de la fièvre des prisons; l'absorption se fit avec tant de rapidité, que les juges et tous ceux qui étaient présens, moururent presque subitement. Zimmermann (*Trait. de l'exp.* tom. II, pag. 37) dit que pareille chose est arrivée à Taunton. Foderé a vu près de Marseille, en 1810, un seul individu malade renfermé dans un lieu étroit, manquant des soins de propreté, communiquer sa maladie à quatorze personnes charitables qui lui avaient donné des soins, et dont huit moururent. Un seul individu peut donc constituer un foyer d'infection; il est aussi reconnu que les vapeurs qui se dégagent du corps humain, même en santé, dans un endroit dont l'air n'est pas renouvelé, peuvent causer une maladie contagieuse, d'où on peut conclure que le typhus est susceptible de se développer spontanément; c'est aussi l'opinion de Hildenbrand, qui reconnaît que cette maladie peut être originaire ou primitive, et se communiquer ensuite par contagion.

Ceux qui ont absorbé le miasme qui doit donner lieu à l'apparition de la maladie, n'en ont, la plupart du temps, aucune connaissance ; ils peuvent le conserver plus ou moins long-temps, sans en être avertis par aucune sensation particulière ; ils sont dans le même cas que ces habitans des pays marécageux, qui voient circuler dans leurs veines le poison désigné par Morton et Torti, sous le nom de *ferment fébrile.* MM. Fouquier et Petit assurent que non-seulement un individu peut contracter le germe et le porter au loin, avant que la maladie se déclare chez lui, mais qu'il peut aussi porter ce germe et le communiquer à d'autres, sans être lui-même affecté.

Il résulte de l'observation que le principe contagieux du typhus, ainsi que celui de la fièvre jaune et de la peste, peut rester caché long-temps dans les corps qui le recèlent sans perdre de son activité. Les tissus formés de substances animales doivent être regardés comme ayant plus d'attraction pour les miasmes que ceux composés de substances végétales. Suivant Hildenbrand, après trois mois, le miasme contagieux perd sa propriété propagatrice : il peut la conserver plus long-temps ; plus d'un an après l'entière évacuation de l'hospice militaire de Faîns, j'ai vu plusieurs ouvriers contracter le typhus, après avoir travaillé à réparer les couchages qui avaient servi aux militaires affectés de cette maladie. Ce fait remarquable est une objection puissante à faire aux partisans de la non-contagion du typhus ; mais j'y reviendrai plus loin en parlant du mode de propagation. On trouve dans les auteurs un grand nombre d'exemples qui prouvent que les miasmes générateurs des maladies contagieuses peuvent rester cachés dans certaines substances, telles que la laine, le coton, le linge, être transportés au loin, et s'y développer ensuite avec beaucoup de virulence. Lind rapporte que trois mois après que cette maladie eut entièrement cessé à l'hôpital qui était confié à ses soins, deux gardes-malades qui logeaient dans la même chambre furent atteintes de cette maladie : l'une mourut, l'autre guérit. Après une exacte recherche, on parvint à découvrir que ces femmes avaient recélé dans leur lit des objets appartenant aux mariniers infectés qui revenaient de l'Amérique septentrionale. TRINCAVELLA (*lib.* III, *cons.* 17) dit que des cordes qui avaient servi pendant la peste à emporter les malades et les morts, et qui furent trouvées après une vingtaine d'années dans un coin ignoré, donnèrent la mort à celui qui les avait trouvées, et ensuite à dix mille personnes. On lit dans FORESTUS (*lib.* VI, *obs.* 22) qu'il en arriva autant d'une pelisse, et même d'une toile d'araignée, dans des maisons inhabitées depuis nombre d'années, et où il y avait eu des personnes affectées de la peste.

Si les médecins sont généralement d'accord sur les causes du typhus, il n'en est pas de même sur la manière dont il se propage. M. LASSIS, entre autres, a lu à l'Académie de médecine (séance du 23 août 1825), un mémoire qui a pour but de prouver la fausseté et les conséquences dangereuses du système des contagionistes; il prétend que le développement du typhus, de la fièvre jaune, de la peste, tient uniquement à l'influence des localités, et que ces maladies ne sont pas susceptibles d'être importées, ni communiquées par contagion, etc. Des discussions très-animées se sont élevées entre les contagionistes et les non-contagionistes, et elles sont encore bien loin d'être terminées. La question sur la contagion de la fièvre jaune étant également applicable à celle du typhus, on connaît les débats qui ont existé entre MM. AUDOUARD, MOREAU DE JOANNÈS, BAILLY, FRANÇOIS et PARISET, qui croient à l'importation et à la contagion, et MM. LASSIS, COSTA, LASSERRE, qui croient que la contagion est une pure chimère. Qui n'a pas été instruit des interminables et inutiles débats académiques sur la fièvre jaune, et sur le rapport de la commission chargée d'examiner les documens CHERVIN?

Les médecins qui regardent le typhus comme contagieux diffèrent encore d'opinion sur sa propagation : les uns veulent qu'il se propage par l'intermédiaire de l'air chargé de miasmes, c'est-à-dire par infection ; d'autres pensent qu'il ne se communique que par le contact des malades ; d'autres, enfin, admettent le contact immédiat et médiat. M. MARC (*Dict. de méd.*) observe que les recherches faites jusqu'à ce jour ne permettent point de préciser quelles sont les maladies qui ne se transmettent que par le contact seulement, et celles qui se propagent par les émanations des malades, ou par leur atmosphère ambiante; et il dit, qu'en hygiène publique, on ne peut admettre qu'abstractivement une différence entre la contagion et l'infection.

Sans vouloir traiter cette question, je me bornerai à dire qu'il faudrait fermer les yeux à l'évidence pour ne pas croire au caractère contagieux du typhus, reconnu d'ailleurs par presque tous les auteurs qui en ont traité, et par les médecins qui ont suivi les armées. Parmi les nombreuses relations qui prouvent cette assertion, on trouve dans la pyréthologie de M. BOISSEAU, le résumé de l'histoire du typhus dont fut affligée, en 1757, l'escadre de l'amiral DUBOIS DE LA MOTTE, et qui se répandit ensuite dans la ville de Brest. Tout ici démontre indubitablement les effets de la contagion qui se communiqua des matelots aux habitans de la ville, où la maladie était entièrement inconnue avant l'arrivée de la flotte; ce redoutable fléau moissonna, en cinq mois, dix milles personnes dans les hôpitaux, et un nombre considérable dans les maisons particulières.

En rapportant ce qui s'est passé autour de moi en 1813-1814, à Bar-le-Duc et dans les pays voisins, je puis assurer qu'il n'existait aucune fièvre de mauvais caractère, épidémique ou contagieuse, lorsqu'une partie des malades de l'armée française y arriva, et que leur maladie se communiqua sur leur passage, non-seulement aux personnes qu'ils leur offrirent l'hospitalité, mais encore à celles qui s'approchèrent d'eux pour leur donner quelque secours, qui touchèrent seulement leurs effets, ou qui respirèrent l'air imprégné des miasmes qu'ils exhalaient : la contagion se répandit ainsi dans des villes et des campagnes, où elle était entièrement inconnue. A l'hospice de Fains, les médecins, chirurgiens, pharmaciens, élèves, sœurs hospitalières, infirmiers, enfin les personnes qui vinrent visiter les malades, et qui ne restèrent que peu de temps près d'eux, contractèrent le typhus, et le communiquèrent à leur tour.

D'après ce qui précède, il est facile de sentir combien sont futiles les discussions purement théoriques des partisans de la non contagion; les faits dont j'ai été témoin m'ont prouvé d'une manière évidente, que le typhus se transmet et par l'air et par le contact; et les médecins qui l'ont observé à la même époque, ont été tous persuadés qu'il s'est communiqué par le fait de l'air ambiant, par le contact des malades et des objets à leur usage, et qu'il est importable, transmissible par tous les corps capables de lui prêter des moyens de transmission.

Maintenant, quelle est l'action des miasmes typhiques, sur quels organes agissent-ils primitivement? Dans l'état actuel de la science, je doute qu'il soit facile de résoudre cette question d'une manière satisfaisante. L'enveloppe cutanée, la muqueuse bucco-bronchique, la muqueuse gastro-intestinale, sont les seuls organes où peut se faire l'absorption de ces émanations. M. Broussais et les partisans de la médecine physiologique, regardant le typhus comme une gastro-entérite, pensent que le poison miasmatique porté dans l'estomac est mis en contact avec la muqueuse gastro-intestinale, et y détermine une phlegmasie, d'où dérivent tous les autres symptômes: c'est, selon eux, un véritable empoisonnement. S'il en était ainsi, comme le remarque Miquel, il suffirait, pour éviter la contagion, de ne pas avaler sa salive pendant que l'on reste dans le foyer contagieux. La peau absorbe peu; la surface bronchique est plus en rapport avec les miasmes que les deux autres; tout porte donc à croire que l'absorption pulmonaire est la voie par laquelle le miasme s'introduit le plus souvent dans l'organisation.

J'ai dit que M. Broussais regarde le typhus comme une gastro-entérite, causée par l'agent miasmatique avalé avec la salive, et qui, mis en contact avec l'estomac, en détermine l'inflammation, celle des intestins, et par suite tous les autres phénomènes. Je n'ai pas l'intention de réfuter cette opinion, d'ailleurs ma faible expérience ne me permet point d'aborder une question sans doute au-dessus de mes forces; je me contenterai de dire que ce n'est pas ainsi que j'ai envisagé cette maladie. Je pense avec MM. Andral, Bouillaud, Roche et Sanson, Miquel, Rochoux, et beaucoup d'autres auteurs du plus grand mérite, que les agens délétères, introduits dans la masse du sang, à la faveur de l'absorption pulmonaire, ne peuvent manquer d'exercer d'abord leur funeste influence sur ce fluide, dont ils altèrent profondément la composition ; que celui-ci porté dans toute l'économie, distribué dans tous les tissus, les affecte d'une manière insolite; que le système nerveux frappé en même temps, fait ressentir à tout l'organisme l'impression qu'il a éprouvée. Tous les organes participent ainsi à l'affection générale : les poumons, le cœur, l'estomac, le cerveau, les intestins, les nerfs, les muscles, etc., sont affectés, irrités à la fois, et manifestent leur souffrance par des phénomènes particuliers. Tel est le typhus comme je le conçois : le tube digestif a sa part de la maladie, mais il n'est pas le point de départ. C'est évidemment dans la lésion combinée des solides et des liquides que consiste essentiellement le typhus.

Les expériences de MM. Gaspard, Dupuy, Magendie, qui ont injecté dans les veines des animaux des matières septiques ou putrides, sont connues de tout le monde. Dans les maladies typhoïdes, on remarque beaucoup de ressemblance avec ces états morbides, que l'on détermine en introduisant dans le sang de certains animaux des substances animales en putréfaction.

Tous les observateurs qui ont examiné le sang des individus morts du typhus, ont remarqué, comme l'observe M. Bouillaud, que ce liquide avait perdu en grande partie sa force plastique ou la faculté de se coaguler, qu'il était plus noir que dans l'état ordinaire; et ce n'est pas seulement par l'autopsie cadavérique que l'on peut s'assurer de la réalité de l'altération du sang, plusieurs phénomènes observés pendant la vie, l'indiquent assez, tels que les pétéchies, les infiltrations sanguines du tissu cellulaire, les hémorrhagies qui s'opèrent à la surface des membranes muqueuses et séreuses, la fétidité de toutes les excrétions, etc. L'auteur que je viens de citer, croit que l'extrême danger des typhus a plutôt sa source dans l'altération profonde du sang que dans les phlegmasies qui coïncident avec celle-ci. Selon lui, les plus illustres médecins des temps passés[1] admettaient l'altération du sang dans les maladies miasmatiques et putrides; mais aussi les trois plus grands physiologistes des temps modernes, HALLER, BICHAT et MAGENDIE, sont d'accord avec les anciens. GRANT a vu le sang dissous dans le typhus; MM. LERMINIER et ANRDAL ont fait des observations analogues. M. ROCHOUX admet aussi l'altération du sang. On peut objecter que les expériences chimiques de DEYEUX, PARMENTIER, TRAIL, n'ont pas fait reconnaître de changemens dans les élémens de ce fluide; mais cette objection n'est pas suffisante, car la vue seule suffit pour les constater, et ROSSI a démontré qu'il y avait des caractères électriques différens entre le sang des sujets affectés de fièvre grave et celui des sujets sains.

Il résulte de ce qui précède, que l'on peut admettre que la cause miasmatique une fois absorbée, si elle n'est pas éliminée par la réaction des forces vitales, produit la décomposition du sang et le trouble de l'innervation. Le sang altéré dans ses principes, agit sur tous les organes, en y produisant des lésions, des phlegmasies plus ou moins variées, plus ou moins fortes, mais qui ne sont que secondaires. Le système nerveux affecté en même temps que le sang, doit aussi jouer un rôle très-important. M. BROUSSAIS reconnaît l'influence pernicieuse du miasme putride sur les nerfs, puisquil dit (*Premier examen*, p. 171), que s'il est fort actif, il peut détruire la vie, en foudroyant en peu de temps la puissance nerveuse, et qu'à un moindre degré il produit une

[1] MORTON (*Apparat. curat.*, page 11) assure avoir vu, dans une fièvre de mauvais caractère, le sang d'une putréfaction si forte, qu'il exhalait une fétidité insupportable. BAILLOU (*Consil. med.*, lib. I) et FERNEL (*de Febrib.*, lib. IV, cap. 5) ont vu, en pareil cas, le sang fétide et de mauvaise odeur.

impression désagréable sur les nerfs en général, et principalement sur les extrémités nerveuses des voies gastriques et pulmonaires. N'est-ce pas, selon la remarque de M. Duparque (*Mémoire sur l'innervation*), en enrayant, suspendant, détruisant l'innervation, qu'agissent les principes délétères, miasmatiques, d'où résultent les fièvres typhoïdes, pestilentielles; puisque chez certain nombre de sujets qui ont succombé à ces affreuses maladies, on n'a pu découvrir aucune trace d'inflammation.

### *Nature intime, spécialité.*

Plusieurs auteurs, en parlant de l'étiologie des fièvres typhoïdes, regardent l'inflammation intestinale (*gastro-entérite* de M. Broussais, *dothinentérie* de M. Bretonneau, *entérite folliculeuse* de M. Cruveilhier) comme le point de départ de ces maladies. Cette opinion est-elle entièrement conforme à la vérité? Il est certain que beaucoup d'observateurs n'ont souvent remarqué, par l'autopsie de ceux qui ont succombé à la suite de ces affections fébriles, aucune irritation de la muqueuse intestinale, ni inflammation des glandes de Brunner et de Peyer; et quand elles existaient, il n'y avait aucun rapport entre ces altérations et le degré d'intensité de la maladie. On a vu fréquemment, chez des malades morts au milieu du désordre le plus profond, des fonctions cérébrales, locomotrices et digestives, ne reconnaître aucune lésion de tissu assez marquée pour lui attribuer la mort, seulement quelques pustules ou ulcérations de la muqeuse intestinale ou autre affection légère. On ne peut raisonnablement attribuer d'aussi terribles effets à quelques légères traces d'inflammation, et on ne peut objecter dans le cas où on ne rencontre rien, que les signes de phlegmasie peuvent disparaître après la mort, puisqu'on sait d'après des expériences faites dans ces derniers temps, comme le remarque M. Bricheteau (*Revue médic.*, cahier d'août 1830, pag. 215), que la décoloration des parties enflammées ne s'effectue après la mort que dans les tissus extérieurs, et point du tout dans les organes intérieurs où l'air n'a pas d'accès, et où la pression atmosphérique, cause probable de la décoloration, ne peut évidemmeut s'exercer. Et même, quant aux plaques rouges, aux injections des intestins dans la plupart des maladies, d'après les expériences d'un des plus célèbres physiologistes de notre époque, M. MAGENDIE, il serait prouvé qu'elles ne sont pas toujours de nature inflammatoire : le premier effet de l'inflammation est l'oblitération des capillaires, par lesquels les systèmes artériel et veineux communiquent entre eux, quand il y a inflammation; l'eau injectée dans les artères ne peut refluer dans les veines. Cependant M. MAGENDIE l'a souvent obtenu dans la coloration des intestins, et il a démontré par d'autres preuves que la rougeur n'est pas toujours due à l'inflammation, mais bien à une simple congestion ou à la stagnation; d'où il déduit que la plupart des colorations, des congestions intestinales, ne sont nullement phlegmasiques, mais des effets plus ou moins constans de la maladie.

Il faut donc encore des recherches et des travaux pour connaître la nature intime des maladies désastreuses connues sous le nom de typhus; mais comme les médecins les plus distingués qui nous ont transmis leur histoire, ont observé que le sang ne conserve pas ses caractères naturels, qu'il se trouve dans un état voisin de décomposition et de putréfaction, que les symptômes annoncent le trouble du système nerveux, un désordre essentiel de l'innervation et de toutes les fonctions en général, pourquoi ne pas considérer ces deux causes concomittantes comme capables de déterminer la maladie, plutôt qu'une inflammation souvent trop légère et évidemment innocente par elle-même à cause de son peu d'intensité? Ne voit-on pas des pyrexies malignes, ataxiques, provenant de causes qui ont porté directement une atteinte profonde sur les nerfs, dont les symptômes n'indiquent aucun signe de la plus légère inflammation pendant la vie et après la mort? Et quand même dans ces maladies on rencontre un organe désorganisé, gangréné, on peut aussi bien croire avec raison que la cause morbifique concentrée sur cette partie y a produit une perturbation si forte de l'innervation, qu'il en est résulté une mort locale. C'est ainsi que surviennent fréquemment ces gangrènes que l'on voit dans les fièvres désastreuses, et qui préludent à la destruction totale de la vie.

Je suis loin de contester les avantages dont la médecine est redevable à l'anatomie pathologique; les recueils anatomiques, l'immortel ouvrage de Morgagni, en ont fait ressortir l'utilité, et elle a été reconnue par tous les médecins qui ont le plus contribué aux progrès de l'art; mais l'attention toute particulière que l'on porte sur les lésions physiques ou la partie matérielle des maladies est-elle aussi indispensable à la thérapeutique qu'on le croit généralement? Je ne le pense pas; et je me bornerai à dire, qu'il est hors de doute que, dans un grand nombre de maladies, on n'a qu'à déplorer l'impuissance de l'art, quoiqu'on sache quelles sont les altérations de structure que l'on rencontre après la mort; l'anatomie pathologique ne constitue donc pas à elle seule tout l'art de guérir : l'étude des causes, des moyens thérapeutiques, est plus digne de fixer l'attention du vrai praticien.

En général, l'anatomie pathologique, en montrant des traces d'altération de tel ou tel organe, ne peut faire connaître l'essence ou la nature intime du typhus, car elle ne semble, selon l'expression de M. Andral, n'en montrer qu'un côté. Ce serait une grande erreur de croire que la nature des maladies doit se trouver dans les traces qu'elles laissent après la mort; et n'est-ce pas une inconséquence de demander à la mort les secrets de la vie?

Je conviens que dans les temps où j'ai observé le typhus, on n'apportait point dans les autopsies cadavériques une attention aussi scrupuleuse qu'on le fait aujourd'hui, surtout pour les organes digestifs. Mais j'ai encore bien présent à la mémoire que dans les autopsies que j'ai faites et vu faire, je n'ai rien observé de positif ni de constant dans les cadavres de ceux qui moururent du typhus; je n'ai souvent trouvé dans les organes aucune lésion bien appréciable; j'ai vu aussi des traces de phlegmasie du cerveau, du tube digestif, etc.; mais, le plus souvent, elles ne m'ont pas paru être en rapport avec le degré d'intensité des symptômes. J'ai presque toujours vu le sang fluide et très-noir, comme dissous et évidemment altéré dans ses principes constituans. Si, selon le témoignage de HILDENBRAND et d'autres auteurs, on n'a pas découvert de traces de lésion, et si, en général, les phlegmasies que l'on a remarquées dans les différens organes ne se sont pas accordées avec la gravité des symptômes qui ont donné lieu à la mort, on ne peut regarder ces phlegmasies, si peu apparentes, comme cause occasionelle d'une maladie aussi terrible. S'il en était ainsi, elles auraient dû causer une désorganisation profonde des tissus enflammés. D'après cela, comment considérer le typhus comme une gastro-entérite? L'inflammation ne constitue pas seule les élémens morbides de la maladie; c'est donc évidemment à une autre cause que l'on doit en attribuer le caractère si délétère, et je pense que c'est à l'action morbifique de l'agent miasmatique, d'abord sur le sang et les nerfs, ensuite sur tous les organes.

Il est certain que souvent il existe dans le typhus une phlegmasie gastrique, intestinale, cérébrale, hépatique, pneumonique, etc., et même assez prédominante sous le rapport de la pratique, pour fixer l'attention du médecin et pour faire subir au traitement des modifications importantes; mais pour cela, ces diverses lésions ne doivent pas être regardées comme le point de départ. Si l'on voulait assigner au typhus un siége plus en harmonie avec les accidens, pourquoi plutôt ne pas désigner le cerveau, puisque les signes principaux paraissent indiquer que c'est l'affection de cet organe qui prédomine?

Puisque les nécropies ne donnent point de certitude sur le siége et sur la nature du typhus, j'en conclus que tout porte à croire, après un examen attentif des effets que produit toujours sur l'organisation la cause déterminante, qu'il existe une altération primitive du sang et de l'innervation générale, et que plus tard, quand les autres organes participent au désordre général, leur lésion n'est que consécutive et accessoire.

Les médecins de l'école physiologique ne reconnaissent aucune maladie spécifique, par conséquent ils nient la spécialité du typhus. Cependant, est-il possible de considérer comme une seule et unique affection toutes les lésions morbifiques que nous présente le cadre nosographique? Rapportant tout à l'irritation inflammatoire de la muqueuse *gastro-intestinale* et aux effets sympathiques qui en dérivent, ne doit-on faire aucune attention aux phénomènes caractéristiques, aux nuances si tranchées, enfin à la physionomie qui signalent chaque maladie? Cette méthode d'envisager la médecine est-elle bien d'accord avec ce que démontre l'observation clinique? Je le demande aux médecins dont l'expérience est le fruit d'une longue pratique, et qui ont évité la direction exclusive que la théorie imprime à la science. Sans chercher à m'étendre davantage sur ce sujet, à l'égard des autres maladies, je dirai, quant au typhus, que pour en méconnaître la spécialité, il faut ne l'avoir observé que dans quelques cas isolés; mais une fois placé au milieu d'une épidémie, on sera de suite convaincu qu'aucune maladie ne revêt le même caractère, enfin, que c'est une physionomie à part: et je ne puis regarder que comme spéciale une maladie qui revêt une forme propre et constante, et dont les phénomènes principaux sont toujours identiques. Que l'on compare ces derniers avec ceux de l'inflammation ordinaire du tube digestif, et l'on jugera si je suis dans l'erreur. La nature spéciale du typhus ressort donc de l'examen des causes, c'est-à-dire de l'action miasmatique sur tous les organes; mais celui des symptômes, des lésions diverses, ne le rend pas moins évident. Telle est l'opinion des plus célèbres auteurs, et je puis invoquer entre autres l'autorité imposante de Pringle, de Hildenbrand, de Pinel, etc. Si cette pyrexie ne diffère pas des autres, si elle ne constitue pas un état morbide à part, pourquoi M. Broussais, tout en niant sa spécialité (*Premier exam.*, pag. 168), convient-il qu'il faut prendre ce mot dans le sens où Hildenbrand l'a employé, pour s'entendre et servir de point de ralliement aux médecins? Ne dit-il pas que le premier degré de réaction pourra être corrigé chez quelques uns, par des boissons alcooliques et sudorifiques, et n'indique-t-il pas les circonstances (*Ouvrage cité.* pag. 177) où les stimulans peuvent être employés? M. Boisseau (*Pyréthol. physiol.*, pag. 404), qui ne considère cette maladie que comme affection inflammatoire et non spécifique, demande cependant pourquoi les émissions sanguines sont souvent ici si peu efficaces. Je me résume, en concluant que le typhus est une maladie fébrile primitive, *sui generis*, qui se présente toujours avec un caractère essentiel.

### *Prodrômes.*

Je ne crois pas qu'il existe de symptômes précurseurs particuliers au typhus; ils sont à peu près les mêmes que ceux des fièvres aiguës, et j'ai dit plus haut que ceux qui ont absorbé le miasme qui va donner lieu à l'invasion de la maladie, n'en ont nulle connaissance. Cependant, ceux que j'ai vus les plus constans étaient: un certain état approchant de l'ivresse commençante, de la pesanteur, de l'embarras à la tête, des étourdissemens, une sensation désagréable à l'épigastre, de l'anorexie, une sorte de malaise douloureux dans la région lombaire; assez souvent, une légère affection catarrhale des voies aériennes, avec serrement à la gorge et légère phlogose de la conjonctive, frissons plus ou moins forts. Mais, comme le dit Pringle après Sennert, il n'est pas aisé dans les commencemens de distinguer cette maladie d'avec une autre. Le plus ordinairement les symptômes caractéristiques se déclaraient dès le début avec plus ou moins d'intensité. Chez les blessés, il survenait un changement défavorable dans les plaies qui prenaient souvent un aspect gangréneux, aussitôt après l'invasion.

*Symptômes.*

Il n'est pas facile de donner dans l'exposition des symptômes du typhus une idée bien exacte de leur développement et de leur marche; car, dans celui que j'ai observé, ils se présentèrent avec une grande mobilité, et, en effet, on conçoit que le principe délétère une fois introduit dans l'économie, doit produire partout où il se distribue des désordres très-variés dans les diverses fonctions. Cependant, les symptômes se groupaient assez fréquemment, tels que je vais les exposer.

Après les signes précurseurs, survenait sur toute la surface du corps, une chaleur âcre, très-pénible et sensible au toucher. Les yeux devenaient injectés et larmoyans; la muqueuse des fosses nasales, de l'arrière-bouche, des voies aériennes, était phlogosée comme au début de la rougeole. Ce symptôme doit être regardé comme un des plus constans, car il a été remarqué par tous les auteurs, et je l'ai vu rarement manquer. En entrant dans une salle de malades, on était surpris d'y voir la présence de ce symptôme chez tous, ce qui semblait être l'effet de l'action directe d'une même cause extérieure et irritante qui aurait agi sur ces parties, et chaque fois que j'approchais de ces malades, je croyais voir distinctement l'impression résultant du contact de l'agent contagieux au moment de son introduction. L'abattement, la pesanteur de tête, les étourdissemens devenaient plus marqués, d'où résultait un état particulier aux premiers momens de la maladie, semblable à celui que produirait l'usage des boissons enivrantes, et que Hufeland, comme plusieurs autres auteurs, considère comme signe caractéristique du typhus déjà formé. La langue était alors recouverte d'un enduit muqueux ou jaunâtre, quelquefois rouge seulement sur ses bords. Il y avait gêne à la région épigastrique, qui souvent était sensible à la pression. Il survenait en même temps des signes d'inflammation de poitrine, tels que, toux, oppression, hémoptysie, point de côté, etc., mais qui étaient souvent illusoires, et ne dépendaient que du spasme des organes respiratoires, puisque fréquemment les déplétions sanguines ne les diminuaient point ou plutôt les aggravaient. Les malades se plaignaient toujours d'un sentiment d'ardeur, de constriction à la gorge, ce qui rendait la déglutition très-gênée; les narines et l'arrière-bouche se remplissaient de matières muqueuses très-consistantes; en même temps survenaient des nausées, des vomissemens, le plus souvent spasmodiques, quelquefois, cependant, causés par la saburre des premières voies. Le visage était rouge, d'autres fois pâle, le pouls n'avait pas encore alors de caractère bien marqué, assez ordinairement il était plein, et je l'ai vu faible et déprimé. A cette époque apparaissaient les symptômes bilieux quand ils devaient avoir lieu. L'urine n'offrait aucun changement notable; il survenait fréquemment, dès le début, des hémorrhagies nasales, des selles liquides. En outre, les malades avaient une peine incroyable à exécuter le moindre mouvement. Le sommeil était interrompu, et les nuits fatigantes et agitées. Il est facile de s'apercevoir que pendant cette période de la maladie, il existait plutôt des signes d'affection nerveuse et catarrhale, qu'un véritable état inflammatoire général. Tels étaient les phénomènes qui se rencontraient au début, cependant ils pouvaient être dès ce moment plus développés. A une époque plus avancée, ordinairement à la fin du premier septenaire, les signes d'irritation catarrhale disparaissaient, mais la douleur de gorge persévérait. La peau devenait très-sèche, la chaleur beaucoup plus grande, la langue rouge, gercée, aride; la soif ardente, la déglutition très-douloureuse, la douleur de tête violente et continue: elle subsistait pendant toute la maladie; d'autres fois la langue était pâle, humectée et la soif nulle.

Le hocquet, des vomissemens fréquens et spontanés, tourmentaient beaucoup les malades. Il paraissait alors deux symptômes fort remarquables : c'était le gonflement des mains et l'intumescence du cou, qui acquéraient en peu de temps un volume considérable. Il survenait souvent un ictère dont la durée se prolongeait plus ou moins long-temps. Le pouls était extrêmement variable, tantôt plein et fréquent, tantôt petit et concentré, et d'autres fois très-lent, mais le plus souvent avec un caractère nerveux très-prononcé. La figure changeait subitement de couleur, on la voyait s'injecter et pâlir alternativement. Des hémorrhagies avaient lieu par le nez, les poumons, et quelquefois par les plaies : l'épistaxis surtout se renouvelait très-fréquemment, et devenait parfois si abondante, qu'elle faisait craindre pour la vie du malade; j'en ai vu ne céder qu'au tamponnement. La respiration variait, le plus souvent elle était spasmodique, courte, précipitée et gênée par des points douloureux, très-mobiles, fixés sur les parois de la poitrine. Le ventre était tendu et sensible au toucher, ou il n'y avait ni tension, ni sensibilité; il y avait quelquefois constipation opiniâtre, mais presque toujours diarrhée; alors, pendant tout le cours de la maladie, les selles était très-fréquentes et fétides. Cette diarrhée était un des symptômes les plus constans et les plus opiniâtres. Les malades rendaient une grande quantité de vers morts ou vivans, même par la bouche; Moréali qui a observé à Reggio, en 1734-1735, des fièvres malignes pétéchiales, n'avait pas balancé d'en rapporter la cause, à la présence des vers dans les intestins; mais cette opinion est purement systématique, puisqu'il résulte, d'après les observations d'Hoffman, de Vandenbosch, de Bianchini, que les vers intestinaux périssent par l'effet d'un mouvement fébrile violent. Les urines étaient le plus souvent rouges, et leur excrétion douloureuse. Les sens étaient principalement affectés; les yeux, d'abord injectés et larmoyans, devenaient ensuite vifs, secs; assez souvent aussi mornes et fixes. Toujours il y avait bourdonnemens dans les oreilles, puis ensuite surdité plus ou moins complète;

ce symptôme se prolongeait fréquemment jusque dans la convalescence, et en général était regardé comme de bon augure. L'odorat, le goût même, était perdus. La céphalalgie était excessive, opiniâtre, continue. Cette douleur, selon M. GILBERT, est si particulièrement affectée aux fièvres de ce caractère, qu'on les appelait dans le dix-septième siècle, le mal de tête, la céphalalgie épidémique; et POLLION a parlé de cette maladie, sous le nom de *céphalalgie hongroise*. Le délire, aussi très-fréquent, était gai ou tranquille, ou furieux: j'ai vu des malades rêver, sans dormir ou à demi endormis; dans cet état, ils étaient occupés d'une idée ou d'un objet qui les tourmentait sans cesse: ce symptôme a été aussi remarqué par tous les médecins qui ont décrit cette maladie, et ils l'ont désigné sous le nom de typhomanie. Mais un autre symptôme qui était presque toujours très-tranché, c'est un état particulier d'assoupissement, de stupeur, qui doit être regardé comme caractéristique, aussi bien que la grande indifférence qu'avaient les malades pour tout ce qui les entourait, et qui les rendait absolument insensibles au plaisir, comme à la peine et insoucians sur leur sort. Il y avait fréquemment soubresauts des tendons, convulsions, tremblemens, raideur des doigts, paralysie partielle, changeant subitement de place. En outre, les malades se plaignaient de douleurs vives et locales dans la poitrine, le ventre, les membres, les articulations, et ils étaient tourmentés d'insomnie cruelle et opiniâtre; ils avaient ordinairement la voix brusque, quelquefois faible et plaintive; quelques-uns poussaient les hauts cris, sans cause connue, d'autres chantaient. J'ai observé fort souvent la rétraction de la lèvre supérieure, qui laissait apercevoir les dents incisives; des mouvemens spasmodiques, des muscles de la face, et le serrement de la mâchoire inférieure, connu sous le nom de *trismus*. J'ai aussi remarqué la rigidité tétanique des muscles de l'épine, la carphologie, et même l'hydrophobie.

Aux phénomènes que je viens d'exposer, s'en joignaient d'autres plus fâcheux, surtout lorsque la terminaison devait être funeste; alors, la maladie avait présenté le caractère asthénique, et on avait remarqué, dès le début, une atteinte profonde des forces vitales. Si ces accidens n'avaient lieu que consécutivement, ils ne survenaient qu'après le deuxième septenaire. Au milieu de la diminution de l'énergie vitale, de l'affaissement général, la face était pâle, décomposée, les traits tirés, le pouls faible et déprimé; les malades couchés sur le dos, tenaient les genoux élevés, et coulaient vers le pied du lit, « *decubitus supinatus, neglectus, corpore ad pedes delabente,* » Stoll; la langue, les lèvres, étaient décolorées, ou sèches, comme racornies ou couvertes d'un enduit fuligineux; les boissons tombaient de tout leur poids dans l'estomac, avec un bruit particulier. Puis, survenaient des infiltrations sanguines sous-cutanées, des hémorrhagies abondantes et opiniâtres, la paralysie de la vessie, des déjections alvines involontaires, d'une fétidité extrême, des escarres gangreneuses au sacrum et aux autres parties comprimées, et même le sphacèle d'une extrémité tout entière, etc.

Tels étaient les symptômes du typhus, mais il est aisé de juger qu'ils ont dû avoir plus ou moins d'intensité, selon le degré d'activité de la cause déterminante, cette maladie si redoutable, au milieu de l'encombrement, pouvant, dans d'autres circonstances, avoir une marche plus bénigne, surtout chez les sujets isolés. Aussi, je pense que le tableau général que je viens d'esquisser, ne peut être admis qu'avec modifications.

D'après l'ensemble de tous ces phénomènes, et qui sans se présenter d'une manière uniforme, se sont toujours montrés les mêmes pour l'observateur, à quelques modifications près, il est facile de reconnaître qu'ils ont dû provenir d'une source commune pour tous, puisque chez tous, l'agent pathogénique a déterminé la même affection morbide, qui s'est dessinée dès le début avec une nuance caractéristique. S'il y a eu affection plus ou moins marquée de tel ou tel organe, la réunion de ces diverses altérations a toujours offert un caractère épidémique manifeste. Le cerveau a été évidemment l'organe le plus compromis, et cette prédominance est si tranchée, que les anciens en ont fait dériver le mot typhus, du symptôme le plus saillant, la stupeur ou l'assoupissement. Les poumons, l'estomac, le tube alimentaire, ont été également le siége d'une irritation plus ou moins vive. L'appareil hépatique a aussi éprouvé l'influence de la cause morbifique. Mais, je le répète, toutes ces affections ne peuvent être considérées comme autant de maladies essentielles, mais plutôt comme dépendant de la même cause, et constituant ensemble une même maladie, où tout annonce combien tout l'organisme en général et l'innervation en particulier ont été essentiellement lésés. Nul doute que bien souvent il existait une phlegmasie des différens organes que je viens de citer; mais aussi les symptômes qui se sont fait remarquer par leur intensité ou leur opiniâtreté, n'indiquaient pas toujours une inflammation des parties qui en étaient le siége; ils ne dépendaient souvent que d'un état nerveux ou spasmodique; et, en effet, les autopsies ont démontré que l'on avait cru à l'existence d'une phlegmasie, lorsqu'il n'existait qu'une concentration nerveuse. C'est sans doute de ces circonstances dont le professeur de Vienne fait mention dans sa monographie, et qu'il désigne sous le nom d'*inflammations nerveuses*, dans lesquelles les émissions sanguines avaient, dit-il, des résultats fâcheux.

Dans le cours d'une épidémie, il existe, sous l'influence de la cause commune, une foule d'indispositions ou de lésions plus ou moins graves, sur lesquelles on ne doit pas se méprendre, et qui dépendent du même principe. Ces cas isolés, plus ou moins marqués, constituent souvent pour plusieurs la part qu'ils doivent avoir à l'épidémie; mais aussi chez d'autres, lorsqu'ils sont négligés ou mal soignés, ils peuvent être suivis plus ou moins promptement de la maladie régnante avec toute sa gravité. Une chose digne de remarque, et confirmée par l'observation, c'est que dans toute constitution médicale, les maladies qui lui sont étrangères, ont toutes une tendance à prendre la nuance épidémique.

Le typhus présentait aussi diverses anomalies. Quelquefois il était bénin et pour ainsi dire éphémère; les malades alors s'alitaient à peine, ils éprouvaient seulement divers symptômes à un faible degré, et cet état ne durait que quelques jours. Ils ne pouvaient présenter qu'un seul symptôme, tel que la diarrhée, la douleur à la gorge, etc. J'ai vu ce dérangement isolé exister sans altération sensible du pouls. Cependant l'état morbifique avait sa source dans la présence du miasme contagieux, et ne cédait qu'aux moyens curatifs ordinaires. M. Gasc, traducteur du *Traité* de Hildenbrand, a remarqué aussi que le typhus peut offrir une multitude d'anomalies, sans rien perdre de son activité, ni de son caractère principal; il l'a observé sous forme de fièvre catarrhale, de pneumonie, de diarrhée, de dysenterie, etc.

Je finis la description des symptômes, en faisant remarquer que dans le typhus qui a paru en 1813-1814, je n'ai observé ni exanthème pourpré, ni pétéchies, ni parotides, et que ces phénomènes que l'on a donnés comme propres à cette maladie ont constamment manqué dans celle-ci.

### *Marche, durée, convalescence.*

Le type était toujours continu, il se manifestait des exacerbations qui variaient pour le nombre et l'intensité, et qui avaient lieu ordinairement vers le soir; c'était aussi le moment où les malades étaient le plus souffrans. Cependant, d'après les observations de M. Gilbert, le type peut être intermittent ou rémittent, puisqu'il dit dans son ouvrage sur les maladies de la grande armée, en 1806, pag. 97 : « Si « la fièvre d'hôpital manifestait un caractère typique, soit de rémit« tence ou d'intermittence, on administrait le quinquina en substance, « d'après la méthode de Torti et d'Alibert. »

Le typhus a été constamment plus meurtrier chez les sujets blessés;

souffrans, affaiblis, exposés aux causes débilitantes, que chez ceux qui jouissaient d'une bonne santé, au moment où ils avaient été frappés de la contagion, et que l'on put isoler. Lorsque la maladie était dans toute son intensité, ceux à qui on avait pratiqué l'amputation d'un membre, ou qui avaient quelques blessures graves, périssaient plutôt que les autres. Toutefois, le retranchement d'un membre gangréné n'a pas toujours été sans succès sous mes yeux, bien que le sujet fût affecté de la contagion.

J'ai vu des malades chez lesquels la cause miasmatique avait, pour ainsi dire, l'effet de la foudre : ils étaient enlevés aussitôt que frappés. J'en ai vu périr au milieu d'une bénignité apparente de la maladie; c'est, selon l'opinion de Foderé, ce qui a fait donner à ces maladies le nom de *malignes* par les anciens, parce que les symptômes ne correspondent pas à la gravité du mal et qu'ils laissent dans une fausse sécurité. Cette remarque n'avait pas échappé à Galien, puisqu'il dit (*de Presag. expuls.*, lib. III, cap. 3) : « Il arrive souvent « dans les grandes maladies pestilentielles, que certains sujets con- « servent le pouls bon, à peu près comme dans l'état de santé, et « que ceux là meurent de préférence. »

En général, quand le typhus était modéré, que le cours en était régulier, que la terminaison devait être heureuse, il ne durait que du quatorzième au vingt-unième jour; cependant il pouvait se prolonger davantage, surtout quand la marche était irrégulière. Lorsque l'issue devait être favorable, vers la fin du 2e septenaire, il survenait un changement notable en mieux; tous les phénomènes morbifiques diminuaient d'une manière sensible; les mucosités épaisses qui obstruaient les narines commençaient à se détacher, il survenait des éternuemens assez fréquens, une chaleur douce sur toute la surface du corps, puis une transpiration générale; la langue se nettoyait, s'humectait; la soif disparaissait, ainsi que la stupeur, le délire, l'enflure des mains et du cou; l'urine devenait trouble, coulait abondamment et avec facilité; les fonctions des sens se rétablissaient, le sommeil reparaissait, etc. Enfin, peu à peu tout rentrait dans l'état normal : le plus souvent sans crise bien manifeste.

La durée de la convalescence dépendait de la constitution des malades, de leur âge, des circonstances plus ou moins défavorables dans lesquelles ils s'étaient trouvés, enfin de la gravité de la maladie. Ordinairement elle était longue et pénible, vu la débilité générale et l'atonie du tube digestif; il restait beaucoup de faiblesse, et, pendant long-temps, dans les extrémités inférieures; la surdité, la paralysie, l'état d'hébétation, la maigreur, la perte ou la diminution de mémoire, persistaient plus ou moins. La desquammation de l'épiderme avait presque toujours lieu, ainsi que la chute des cheveux, les ongles se renouvelaient quelquefois.

### *Traitement prophylactique.*

Le seul moyen préservatif du typhus consiste dans l'exécution rigoureuse des mesures sanitaires. Mais comment y parvenir dans le cas d'encombrement, de marche forcée, de disette, au milieu des camps, des armées, dans les hôpitaux, les prisons, les vaisseaux? Comment prévenir alors la formation de foyers d'infection animale? Le plus souvent, malgré tous les efforts des hommes de l'art, il n'est pas en leur pouvoir de surmonter les difficultés; et cependant dans un air infect, de quelle utilité peuvent être les secours de la médecine?

Les observations les plus reculées prouvent que l'air chargé de miasmes délétères, est la cause la plus puissante de la contagion, et qu'il a une action très-fâcheuse sur l'économie animale. La mort d'une foule d'êtres qui périssaient ainsi, avait éveillé depuis des siècles l'attention des médecins, des chimistes, des physiciens; ils n'ignoraient pas que ces miasmes devaient être neutralisés, et ils recherchaient les moyens d'en modérer les funestes effets. On sait que les Égyptiens allumaient des feux dans les villes, et y faisaient des fumigations aux premiers signes d'une maladie contagieuse ou épidémique. GALIEN (*de la Thériaq.*, chap. 28) dit qu'HIPPOCRATE préserva souvent son pays de la contagion qui venait de l'Éthiopie dans la Grèce, en faisant allumer avec des bois et des fleurs aromatiques des feux que l'on entretenait continuellement. Autrefois, lorsque les moyens désinfectans n'étaient pas connus, on se contentait de brûler des corps odoriférans, les résines, les baumes, le sucre, le vinaigre, le genièvre, etc. Mais l'observation a prouvé que les virus contagieux n'étaient pas détruits ainsi. Enfin, par les recherches de MM. GUYTON DE MORVEAU, CHAUSSIER, PARMENTIER, etc., on est parvenu à neutraliser par le chlore ces poisons gazeux dont la nature chimique et physique nous est cependant inconnue. C'est surtout à M. GUYTON DE MORVEAU que nous sommes redevables de l'inappréciable avantage de maintenir la salubrité de l'air, et c'est en 1773 que les premiers essais furent exécutés à Dijon. Le chlore est, d'après les expériences de ce chimiste, le moyen désinfectant le plus actif et le plus efficace. Tout le monde connaît son procédé pour dégager le chlore dans les lieux infectés.

Dans ces derniers temps, MM. MASUYER et LABARRAQUE nous ont fait connaître un moyen de désinfection qui semble obtenir la préférence sur le procédé de GUYTON DE MORVEAU. Ce moyen consiste dans l'emploi des chlorures de chaux et de soude; ils font non-seulement disparaître de suite la mauvaise odeur, mais ils neutralisent aussi les miasmes putrides répandus dans l'air.

La commission de médecine de Marseille a conseillé l'emploi de ces chlorures, comme moyen préservatif de la peste; on l'a également proposé pour la fièvre jaune. Pourquoi n'aurait-il pas un égal succès pour le typhus? On connaît le résultat heureux des expériences faites par la commission envoyée en 1829 en Égypte, sous la direction de M. PARISET.

Il est si essentiel, dans toute maladie contagieuse, d'éloigner les malades d'un foyer d'infection et d'employer tous les moyens propres à purifier l'air des miasmes délétères dont il est chargé sans cesse par la présence des malades, que sans cette précaution indispensable, le traitement le mieux ordonné est absolument nul. Les médecins anciens et modernes ont tous senti l'importance de ce point de pratique, et Fernel s'exprime ainsi à ce sujet : *Ut salubris aer spiritu ductus, omnes animantes tuetur et sustinet, toti illarum generi salutaris : ita qui putridâ illuvie labefactatur, toti animantium genere æquè perniciosus evadit* (*de abditis rerum causis, lib. II, p.* 183). Pringle, qui a décrit avec tant de talent la fièvre des camps, dit que le médecin doit avoir principalement attention d'éloigner le malade d'un air infect, car sans cela il y a fort peu d'espérance de guérison ; il insiste sur le conseil de lui procurer une succession d'air frais, car c'est de l'exactitude à observer cette règle, que dépend son salut.

A l'hospice militaire de Fains, où régnait la maladie que je décris, les fumigations guytoniennes furent employées avec la plus grande rigueur, ainsi que les autres moyens hygiéniques, et je dois avouer que ces soins eurent peu d'effets, ou que les résultats ne furent pas sensibles, tant qu'il y eut encombrement.

Il résulte de ce qui précède, que les mesures hygiéniques et sanitaires sont de la plus haute importance dans le traitement du typhus ; qu'il est aussi urgent de chercher à détruire le foyer d'infection qui lui a donné naissance et d'en éloigner les malades, que de combattre, par des moyens convenables, les lésions que ceux-ci présentent. Ces mesures consistent donc, autant que les circonstances le permettent, à empêcher l'encombrement des malades dans les établissemens destinés à les recevoir, à y maintenir la plus grande propreté, à y entretenir une ventilation capable de renouveler l'air et de s'opposer à son infection, à pratiquer fréquemment, avec les précautions convenables, les fumigations guytoniennes, ou mieux, les arrosages avec les chlorures de chaux, de soude, de potasse. Enfin, si ces moyens de salubrité sont insuffisans, il faudrait qu'il fût possible d'évacuer une partie des malades, afin d'augmenter l'espace qui doit exister entre eux, les évacuations ayant le plus souvent pour effet une amélioration notable dans l'intensité de la maladie, et quelquefois sa destruction subite.

### *Traitement curatif.*

« Antequam de remediis statuatur, primum constare oportet, quis morbus, et « quæ morbi causa, alioqui inutilis opera, inutile omne consilium. » (Baillou, lib. I, consil. 14.)

Les auteurs ne sont pas d'accord sur le traitement du typhus, et la diversité de leur thérapeutique ne peut qu'embarrasser les jeunes praticiens, leur inspirer de l'indécision, même de la défiance. Au milieu de cette dissidence d'opinions, il est facile de comprendre que ces observateurs s'étant trouvés dans des circonstances différentes, n'ont pu employer la même méthode curative, en raison de la marche et du caractère que leur a présenté la maladie. En général, ils me paraissent trop insister sur les excitans, car, comme le remarquent MM. Fouquier et Petit (*Observ. sur le typhus*, publiées en 1813), « dans le plus grand nombre des cas, lorsque le cours de la maladie « est régulier, la nature se suffit à elle-même, et le médecin ne doit « alors que la seconder en écartant ce qui entrave sa marche; on « doit se méfier de ceux qui croient ne pouvoir assez se hâter d'administrer les toniques et les excitans, etc. »

Hildenbrand rejette l'usage des stimulans, quand la marche du typhus est régulière; il a guéri le plus grand nombre de ses malades par l'usage d'une simple boisson; il a imité le baron de Storck qui a traité heureusement la même maladie avec le petit lait. Pringle, Gilbert, Hufeland, Reil, Monro, ont signalé le danger des cordiaux dans les cas où l'irritabilité du tube digestif, du cerveau, ou d'un autre organe important était trop exaltée; mais aussi Pringle a observé les funestes effets de la saignée trop copieuse. Schenkius, Baillou, l'ont regardée comme meurtrière dans une épidémie de typhus, compliquée de pneumonies malignes. HUXHAM, SARCONE en ont porté le même jugement. Au reste, tous les praticiens savent que chaque remède ne peut être employé indifféremment dans toutes les phases de la maladie : tel médicament qui produira beaucoup de mal donné au début procurera des résultats avantageux si on l'administre plus tard, et *vice versâ*.

Pour établir une méthode curative rationnelle du typhus, il faudrait connaître l'essence et le mode d'action de la cause spéciale. Si, comme tout porte à le croire, un miasme ou agent délétère introduit dans l'organisme, y détermine tous les phénomènes qui caractérisent la maladie; si cette cause morbifique est imperceptible à nos moyens d'investigation; si ses effets nous révèlent seulement sa présence, nous n'avons aucune possibilité d'agir directement contre elle, en la neutralisant par des moyens chimiques ou autres. La seule indication curative convenable serait donc l'élimination du principe épidémique; mais comme l'art ne possède pas de moyen certain de produire cette expulsion, il ne peut qu'employer les moyens propres à combattre les effets causés par l'action de l'élément morbifique sur nos organes. Il faut espérer que des recherches ultérieures pourront peut-être un jour répandre quelque lumière sur ce point encore si obscur de la pratique médicale[1]. En attendant, comme l'état actuel

[1] M. RÉVEILLÉ-PARISSE (*Bulletin gén. de thérap.*, janv. 1834), après avoir employé pendant long-temps et avec peu de succès, aux armées, le traitement excitant dans les affections typhoïdes, avait recouru ensuite, et avec beaucoup de persévérance, à la méthode curative, suivie par les médecins dits physiologiques; mais n'en ayant éprouvé que des revers, malgré les assertions émises par les partisans de la doctrine de l'irritation, il l'avait aussi abandonnée pour faire la médecine symptomatique. Les résultats peu satisfaisans qu'il a obtenus de ces diverses méthodes, l'avait laissé dans l'incertitude de savoir quel est le traitement le plus convenable.

Dans cette fâcheuse alternative, il songea en dernier lieu à employer les chlo-

de la science n'offre rien de satisfaisant à cet égard, je vais présenter quelques considérations sur le traitement qui m'a paru être le plus avantageux. Avant de lui accorder la préférence, j'ai suivi la pratique de médecins qui n'avaient pas la même opinion sur la maladie, et dont les méthodes curatives étaient opposées; j'ai fait des comparaisons sur les résultats de leur pratique, et je n'ai pas tardé à me convaincre qu'un même traitement ne peut être proposé et qu'il doit être différent suivant le cours plus ou moins régulier de la maladie, suivant le caractère qu'elle présente et ses différentes périodes. Partout, autour de moi et dans les villes voisines, on employait presque exclusivement les évacuans des premières voies au début, ensuite les toniques et les stimulans. Privé alors de la lecture des différens monographes, c'est par le raisonnement et l'analogie

rures à l'intérieur, dont l'usage a été recommandé, selon SPRENGEL, à la fin du siécle dernier, dans les affections malignes, par GUILLAUME FORDYCE, qui avoue que plusieurs s'en étaient déjà servi avant lui, pour combattre la putridité. Il résulte, d'après les observations de M. RÉVEILLÉ-PARISSE, que les chlorures ont une efficacité positive dans le typhus sporadique. C'est au temps et à l'expérience à démontrer si cette efficacité serait aussi constante dans le typhus épidémique; et, selon le témoignage de ce médecin, de toutes les médications qu'il a employées, celle des chlorures est jusqu'à présent la thérapeutique qui compte le plus de succès. Ne m'étant pas trouvé dans les circonstances propres à répéter les essais de M. RÉVEILLÉ-PARISSE, je n'ai pu mettre en pratique cette nouvelle méthode, qui paraît assez rationnelle, d'après la théorie de l'infection miasmatique, et l'action positive du chlore.

Ce remède a été aussi employé depuis peu par M. BOUILLAUD, et plus particulièrement par M. CHOMEL. M. GENEST, dans l'ouvrage qu'il vient de faire paraître sur les leçons de ce professeur à l'Hôtel-Dieu, confirme en partie les heureux résultats du chlore employé contre le typhus : il a été administré en boissons, potions, lavemens, lotions, bains et aspersions; et en résumant les observations de M. CHOMEL, il paraît certain que le traitement par les chlorures a obtenu beaucoup de succès. Cependant, sauf les expériences ultérieures, et d'après quelques restrictions signalées par M. CHOMEL, il me semble plus sûr de s'en tenir au traitement que l'auteur de la clinique nomme *rationnel*, qui a pour base

que j'ai été amené à un mode de traitement contraire à celui qui était généralement suivi ; et c'est après avoir long-temps réfléchi sur l'emploi prématuré et exclusif des excitans, que je les ai abandonnés dans la majeure partie des cas, pour suivre une route opposée, convaincu que les stimulans ne conviennent que très-rarement dans le cours du typhus régulier, et dans la première période des typhus en général.

Le plus souvent, il existe au début une réaction du système sanguin qui fait prédominer le caractère inflammatoire, mais il faut aussi faire la part de l'élément nerveux, qui joue un rôle asssez important pour fixer toute l'attention. Il y a sans doute dans le typhus des inflammations locales, puisqu'elles sont signalées par tous les observateurs, entre autres par HILDENBRAND ; mais aussi j'ai vu, plus

le raisonnement, qui ne repousse aucun moyen curatif, n'en adopte également aucun d'une manière exclusive, et s'attache à distinguer les cas dans lesquels les divers agens thérapeutiques conviennent, de ceux dans lesquels ils pourraient nuire.

On trouve dans la *Gazette de Santé* (25 juillet 1835), un mémoire de M. ARCHAMBAULT RÉVERDY, de Tours, qui prouve les heureux effets du deutoxide de mercure, dans le traitement des maladies avec altération des humeurs, et notamment des fièvres typhoïdes. D'après des faits qui paraissent concluans, ce médecin considère ce remède comme un agent capable de s'opposer à l'altération primitive du sang, et d'annihiler les propriétés délétères que ce fluide peut contracter par son mélange avec certains miasmes, produits des décompositions morbifères qui se font autour de nous. L'honneur de cette découverte revient au célèbre VALLI qui avait obtenu des succès étonnans de l'emploi de cet oxide dans l'épidémie de fièvres typhoïdes de Capo-d'Istria en 1806, et celle de Trévise en 1807. VALLI et M. ARCHAMBAULT ont donné ce remède pour s'opposer à l'infection du sang, et à l'extérieur pour borner l'étendue des escarres gangréneuses. D'après ce traitement, ces médecins ont vu l'affection typhoïde avoir une terminaison favorable dans le plus grand nombre des cas. On peut donner un à deux grains de deutoxide de mercure, en pilules, chaque deux heures, sans craindre aucun accident.

Avant de se prononcer sur des effets aussi inattendus que désirables, reste la voie de l'expérimentation, qui est le seul moyen de juger avec précision de la valeur de tout agent thérapeutique.

rarement, il est vrai, des malades qui, dès les premiers momens, offraient l'apparence asthénique, semblaient exténués, avaient un teint jaune, l'œil à demi éteint, les facultés intellectuelles presque anéanties, enfin tous les phénomènes d'une lésion profonde des forces et de la sensibilité. En général, les malades traités par les antiphlogistiques, d'une manière peu modérée, tombaient dans un état d'affaissement d'où il était difficile, pour ne pas dire impossible, de les tirer. Il résulte de ces faits, qu'il doit y avoir une très-grande différence sous le rapport de la pratique, entre une phlegmasie locale, dite essentielle, qui peut survenir en toute autre circonstance, et une inflammation qui peut affecter tel ou tel organe dans le cours d'une maladie fébrile grave, à plus forte raison dans le typhus. Comment admettre leur identité et croire qu'un même mode curatif doit être proposé par l'une et l'autre? Ce que j'avance ici se trouve confirmé par le cours du typhus, j'ai vu bien souvent des évacuations sanguines considérables avoir lieu spontanément, sans amener aucun changement favorable; au contraire, l'état des malades s'en aggravait visiblement. Cette vérité m'a fait juger combien il serait dangereux de ne considérer le typhus que comme le résultat d'une phlegmasie, et de ne lui opposer toujours que les émissions sanguines.

Dans le plus grand nombre des cas, lorsque la maladie a un cours régulier et modéré, les forces vitales se suffisent seules pour amener la guérison; mais elle ne peut avoir lieu que dans un temps déterminé, et aucun remède ne peut en abréger la durée. Il suffit alors de prescrire les boissons délayantes et acidulées, telles que la limonade végétale, les sirops de groseilles, de vinaigre, l'orangeade, le petit lait clarifié, les émulsions, les infusions adoucissantes, la décoction d'orge, de gruau, de chiendent, la solution de gomme arabique, les sirops d'orgeat, de gomme, de capillaire, l'eau de poulet, etc., les demi-lavemens émolliens et la diète. Une remarque essentielle, c'est que pour obtenir des boissons l'effet désiré, il était indispensable de n'en donner aux malades que peu à la fois, mais d'y revenir souvent, de manière à en faire prendre une très-grande quantité dans les vingt-quatre heures. Avec un traitement aussi simple, le typhus que j'ai observé, conservant une marche régulière, arrivait à une terminaison heureuse. Telle est, en général, la méthode curative la plus avantageuse, quand la maladie est simple et les symptômes modérés ; mais il est des circonstances qui peuvent devenir assez importantes, pour exiger d'autres indications.

Le vomitif, conseillé au début, et que l'on administrait à presque tous les malades, ne me paraît que rarement indiqué ; je l'ai vu produire de bons effets, quand il existait positivement un embarras bilieux des premières voies ; mais il faut être réservé sur son emploi, car souvent alors il n'y a nuls signes de saburre, mais seulement sécheresse avec éréthisme ; d'ailleurs les nausées et les vomissemens sont fréquemment nerveux.

La saignée est un moyen dont on doit user rarement, et avec beaucoup de réserve. Hildenbrand la regarde le plus souvent comme inutile ou indifférente. Pringle est aussi très-réservé sur son usage ; il recommande d'éviter les grandes évacuations de sang, parce qu'elles abattent le pouls et affectent la tête. M. Boisseau, dans sa *Pyréthologie*, avoue le peu d'efficacité de la saignée. Dans le typhus régulier de 1813-1814, les émissions sanguines générales et locales furent rarement employées sous mes yeux, parce qu'on s'aperçut qu'elles altéraient rapidement les forces vitales, au point d'amener bientôt un état d'adynamie, ou au moins une débilité générale, qui avait une influence fâcheuse sur la marche de la maladie et sur la durée de la convalescence qui était plus longue et plus pénible. M. Keraudren, en donnant à l'Académie de médecine quelques détails sur le typhus qui s'est manifesté, en 1830, au bagne de Toulon, a dit que les saignées générales ont déterminé un collapsus qui aggravait la maladie.

Cependant, il ne faut pas conclure de ce que je viens de dire, que la saignée doit être entièrement exclue ; si elle est inutile ou dangereuse lorsque la marche est régulière, il est des circonstances où elle est indiquée. Tous les praticiens conviennent que le caractère inflammatoire peut être plus développé que de coutume, et ils ont reconnu qu'il peut survenir des congestions plus ou moins fortes vers un organe essentiel, le cerveau, le poumon, les organes contenus dans l'abdomen. Ces concentrations peuvent avoir un degré d'intensité assez prononcé pour exiger un traitement approprié à ces différentes lésions. C'est le cas de recourir à la saignée et aux sangsues. La considération de l'affection générale, selon le conseil de HILDENBRAND, doit être en quelque sorte sacrifiée à celle des affections locales. L'organe encéphalique est presque toujours compromis, mais à un degré plus ou moins fort; l'expérience du médecin observateur lui fera distinguer si les accidens cérébraux sont purement sympathiques, ou si une phlegmasie cérébrale s'établit: alors la méthode antiphlogistique et dérivative doit être employée; il faut recourir à la saignée du bras et même du pied, aux sangsues au cou, aux tempes, derrière les oreilles. Les médecins expérimentés, entre autres MM. HALLÉ, RÉCAMIER, JANROI, BROUSSAIS, etc., ont obtenu des résultats très-satisfaisans de l'application sur le cuir chevelu, d'une vessie à demi remplie de glace pilée, de sel marin humecté, ou d'un mélange d'eau, de vinaigre, avec le nitrate de potasse, ou le muriate d'ammoniaque en dissolution. Il en est de même des affusions d'eau froide. C'est aussi le cas d'employer les vésicatoires, les sinapismes aux extrémités inférieures.

De toutes les congestions locales, celles du cerveau et de ses membranes sont les plus fréquentes; ensuite viennent les affections du poumon; les symptômes pneumoniques dépendent souvent ici d'un état spasmodique des organes qui concourent à la respiration; mais cependant le point de côté, la toux, l'oppression, l'hémoptysie, acquièrent quelquefois un tel degré d'intensité, que ces symptômes réclament aussi les émissions sanguines. Il en est de même de la lésion du foie, du tube digestif, du péritoine, de la gorge, qui peut aussi exiger les mêmes modifications. Mais ces diverses circonstances, vu les considérations que j'ai présentées plus haut, exigent toute la sagacité d'un médecin vraiment instruit; car, pendant le règne d'une maladie épidémique, il survient les lésions locales les plus variées, mais quelle que soit leur forme, elles participent du génie de la maladie régnante, et demandent le même traitement.

D'autres fois, la circonstance aggravante dépend de la prédominance de l'élément nerveux, d'un état de spasme ou d'éréthisme ataxique, caractérisé par des mouvemens vitaux insolites, des anomalies enrayant la marche de la maladie. Il faut chercher alors à modifier avantageusement les organes de l'innervation; c'est ici que j'ai vu les anti-spasmodiques, tels que le musc, le camphre, produire des effets avantageux. J'ai été témoin des heureux résultats des simples délayans, et c'est sans doute l'indication la plus fréquente; j'ai vu aussi les succès des antiphlogistiques dans les cas que j'ai signalés; la même remarque pratique est également applicable aux médications excitantes, aux anti-spasmodiques diffusibles, quand l'opportunité en a été bien constatée. Si, en m'expliquant ainsi, j'encours le blâme de médecins imbus d'une opinion différente, je n'en persiste pas moins à affirmer ce que j'ai observé. Qu'importe la manière d'agir de ces médicamens, je les ai vu agir avec succès, c'est le point important; et si, au lieu de tout expliquer et de voir toutes les maladies sous un même point de vue, on se contentait de constater les faits, en prenant l'expérience et la vérité pour guides, la médecine, dégagée de tout esprit de système, marcherait vers son perfectionnement, en évitant les fausses routes où la théorie engage souvent la pratique. M. Broussais, en traçant avec la logique persuasive qui le caractérise, les bases du traitement du typhus, fait ressortir avec précision l'indication impérieuse de l'usage des antiphlogistiques; mais, tout en s'élevant avec force contre l'opinion et le traitement des Browniens, n'indique-t-il les cas beaucoup plus rares à la vérité, où le vin et les stimulans peuvent être employés?

L'abus que l'on a fait des toniques ne doit point les faire exclure;

ils ne deviennent nuisibles que dans des mains inhabiles; administrés avec prudence et en temps opportun, ils produisent des effets salutaires qu'on ne peut leur contester, et qui sont confirmés par l'expérience des médecins de l'antiquité et des temps modernes. « Prouvons cliniquement, dit M. CRUVEILHIER (*Méd. prat.*, premier cah. « p. 7), dans quels cas conviennent les antiphlogistiques, les toniques, « les vomitifs, les purgatifs, les dérivatifs, les spécifiques; et quand « l'observation aura prononcé, on aura beau crier à l'irritation, nous « montrer des plaques rouges, des ulcérations, son jugement est « sans appel. »

Les symptômes nerveux que j'ai vu se déclarer ordinairement vers le huitième jour, lorsqu'ils étaient modérés, n'exigeaient que la continuation du traitement ordinaire; mais quand ils se montraient avec plus d'intensité, on recourait alors, comme je l'ai dit plus haut, au camphre et au musc. Ces remèdes tant préconisés dans les fièvres nerveuses, ataxiques, doivent être employés dans le typhus avec beaucoup de circonspection. Le camphre est nuisible, comme le remarque DESBOIS, de Rochefort, quand il y a éréthisme, sécheresse, excès des forces vitales : j'ai reconnu son utilité ici, lorsque la maladie prenait le caractère asthénique, en même temps que les phénomènes nerveux prédominaient. Le musc, qui a été employé avec tant de succès à Naples, par SARCONE, était prescrit dans le typhus avec avantage, et j'ai remarqué qu'il était préférable au camphre, quand il y avait lenteur du pouls, soubresauts des tendons.

Je sais que ces remèdes sont aujourd'hui presque généralement frappés de réprobation; toutefois, les effets salutaires que je leur ai vu produire, m'ont confirmé dans l'opinion, qu'administrés par une main habile, ils ont souvent produit sur la marche du typhus irrégulier l'impulsion la plus favorable. C'est à l'expérience, selon la remarque de M. ANDRAL, à apprendre si, tout en exaspérant la phlogose intestinale, ils ne vont pas, une fois absorbés, soit modifier avantageusement les centres nerveux, soit changer la disposition même du sang, soit solliciter certaines excrétions ou sécrétions, dont l'établissement contribuera à l'heureuse terminaison de la maladie. D'ailleurs, par quel raisonnement assez satisfaisant pourra-t-on jamais rendre compte du mode d'action et des effets de nos meilleurs agens thérapeutiques, et nous donner le secret de leurs succès souvent prodigieux?

Enfin, lorsque survenait l'atteinte profonde des forces vitales dont j'ai parlé, il fallait aussi faire subir au traitement d'autres modifications; mais le plus souvent on se bornait à prescrire, pour boisson ordinaire, l'eau ou la limonade vineuse, le petit lait vineux et quelques doses légères d'un vin généreux fréquemment réitérées. Le quinquina n'a jamais réussi, et je pense avec les plus célèbres médecins qui ont décrit cette maladie, qu'on ne doit jamais y recourir lorsque le type est continu. J'ai vu donner avec avantage, dans des cas presque désespérés, la racine d'arnica, tant recommandée par Stoll, Stork et Quarin; mais alors le collapsus et les signes adynamiques étaient arrivés au dernier degré. Suivant Hufeland, cette racine est bien préférable ici au quinquina, qui causait toujours des accidens dans le typhus que cet auteur a observé.

M. Masuyer, professeur à la Faculté de médecine de Strasbourg, a adressé en 1811, à l'Institut, un mémoire où il assure que l'acétate d'ammoniaque (esprit de Mendérérus) donné à haute dose, a produit des effets très-marqués, et considérablement diminué la mortalité dans les hôpitaux où régnait le typhus. M. Tourdes, professeur à la même faculté, a également obtenu des succès de l'emploi de ce médicament. En effet, j'ai remarqué qu'il relève les forces vitales, empêche la formation de l'enduit fuligineux de la langue, des gencives, des lèvres, et qu'il peut être utile lorsqu'il y a prostration extrême, lividité de la peau, ralentissement du pouls, fétidité des excrétions.

On remarque dans le cours du typhus, des symptômes assez saillans pour exiger une attention toute particulière, quant au traitement; tels sont, par exemple, la diarrhée et les vomissemens, qui sont souvent très-opiniâtres et alarmans. Il faut aussi signaler le hoquet, la cardialgie, le mal de gorge, la céphalalgie, l'affection de poitrine, l'hémoptysie et l'épistaxis. On a souvent à s'occuper du traitement spécial de ces phénomènes, dont l'intensité ou la persistance augmentent la gravité de l'affection principale.

En général, on doit se convaiucre que cette redoutable maladie, et les difficultés de la cure qui exige des modifications si différentes, sont bien capables d'exciter toute l'attention et les réflexions de l'observateur. C'est de l'opportunité des moyens curatifs que dépendra le succès, suite d'une juste appréciation des phénomènes morbides. Mais, comme le dit judicieusement M. Bouillaud, quelque rationnel que puisse devenir par la suite le traitement des typhus, ces maladies n'en resteront pas moins les plus dangereuses de la médecine.

En résumé, il résulte de ce que je viens d'exposer, les conséquences thérapeutiques suivantes : le traitement du typhus doit être simple le plus souvent, mais il ne doit pas toujours être uniforme, parce que la marche de la maladie ne l'est pas constamment; lorsque le cours en est régulier, la méthode curative ne doit jamais être excitante; elle doit subir des modifications lorsque la maladie augmente d'intensité, empire dans ses accidens, qu'elle affecte principalement quelque système ou organe en particulier, ou qu'il existe une diminution notable de l'énergie vitale.

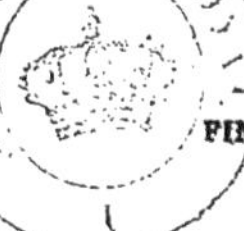


FIN.

www.ingramcontent.com/pod-product-compliance
Ingram Content Group UK Ltd.
Pitfield, Milton Keynes, MK11 3LW, UK
UKHW021000220726
13924UKWH00002B/817

9 782019 950125